AF233285

SUR

LE TONUS DES MUSCLES STRIÉS

PAR

Maurice MENDELSSOHN

DE SAINT-PÉTERSBOURG.

(Communication faite à la Société de Biologie, séance du 15 octobre 1881.)

LE TONUS DES MUSCLES STRIÉS

Malgré de nombreuses expériences (*Heydenhain, Brondgeest, Carlet, Tschirieff*, etc.), la question du tanus musculaire est encore très controversée. Il ne m'a donc pas semblé inutile d'entreprendre dans le laboratoire de M. le professeur Marey au Collège de France de nouvelles recherches sur ce sujet, en introduisant quelques modifications dans la méthode d'investigation employée jusqu'à présent. La méthode dont je me suis servi dans mes expériences fait partie d'une méthode qui m'a été tracée par M. le professeur Marey pour un autre genre de recherches du domaine de la physiologie des muscles et qui seront publiées prochainement.

Cette méthode m'ayant permis, au lieu de charger le muscle, de le distendre pour lui donner une tension déterminée, m'a permis d'éviter la cause d'erreur produite par l'inertie du poids, qui est toujours défavorable à ce genre d'expériences.

Voici en quelques mots les points essentiels de cette méthode : une grenouille est fixée sur une planchette de liège comme pour les expériences ordinaires de myographie. Le tendon d'un muscle gastrocnémien s'attache par un fil inextensible à la base d'un levier horizontal très léger, qui doit inscrire les mouvements. La tension du muscle est obtenue de la manière suivante : le même fil qui fixe le tendon au levier enregistreur va en se prolongeant s'attacher au levier d'un tambour à air disposé de telle sorte qu'un gonflement de la membrane produise avec le soulèvement du levier la traction sur le muscle. On obtient ce gonflement du tambour en comprimant de l'air à son intérieur. Il est facile, en évaluant sur l'échelle d'un manomètre à eau, communiquant avec le tambour à air, la pression subie par l'air comprimé, de déterminer la valeur de la traction que supporte le muscle.

Avant de commencer l'expérience, j'ai excité le muscle par un choc de rupture d'induction de force moyenne, afin d'examiner le caractère de la courbe de la secousse et pour me convaincre que le muscle, après la contraction, revient exactement à sa longueur primitive, ce qui se traduit par le retour de la plume à l'abcisse.

Après cela j'ai sectionné avec beaucoup de précaution le nerf sciatique à la partie supérieure de la cuisse. A la suite de cette section, le muscle présentait une contraction tonique, qui ne durait que quelques secondes, une minute tout au plus ; après cela le muscle se relâchait et s'allongeait considérablement (0,0005,0,00""). Cet allongement, qui fut dans nos expériences un fait constant, persistait encore pendant les dix, quinze minutes qui suivaient la section du nerf. J'ai voulu voir si cet allongement n'est pas la conséquence d'une excitation produite par la section du nerf. Dans ce but j'ai excité (avec un courant faradique d'ouverture, d'une intensité variable) le nerf intact ou directement le muscle tendu: bien souvent j'ai pu aussi, dans ce cas, constater un allongement du muscle. Mais, en examinant ce phénomène de plus près, j'ai pu m'assurer que l'allongement consécutif à l'excitation électrique est tout à fait différent de celui qui est produit par la section du nerf, c'est-à-dire par la séparation du muscle des centres nerveux. Dans le premier cas, l'allongement n'est pas toujours précédé d'une contraction tonique, il est très faible (0,0002-0,0005 "".), de très courte durée (quelques secondes), et le muscle (après quelques mouvements oscillatoires) revient bientôt exactement à sa longueur primitive ; au contraire, l'allongement dû à la section du nerf moteur est toujours précédé d'une contraction tonique : il dure dix, quinze minutes après la section ; il est beaucoup plus considérable (0,0005-0,0012 mm.) et le muscle ne revient plus jamais à sa longueur primitive. Par conséquent cet allongement permanent du muscle consécutif à la section du nerf ne peut être attribué qu'à la perte d'une propriété du muscle, existant avant sa séparation de la moelle épinière, — ce qui *constitue le tonus musculaire*.

Nous avons vu, comme l'a déjà observé *Tschiriew*, que cet allongement du muscle après la section du nerf ne s'observe que quand le muscle possède une certaine tension ; on ne le constate pas quand le muscle est trop tendu ou quand il ne l'est pas du tout. On peut admettre que la distension exagérée du muscle abolit peut-être le tonus, ou bien que, dans l'état du relâchement complet du muscle, son allongement peut nous échapper faute des procédés myographiques qui ne permettent que dans certaines conditions au muscle détaché de retourner à l'abscisse ou de la dépasser. Nous ne sommes donc pas en droit de nier cet allongement dans le muscle relâché ; il peut ne pas être appréciable, mais il doit exister cependant. Nous l'avons observé dans un muscle très faiblement chargé (2-4 grm.). Voilà pourquoi nous sommes porté à admettre (contrairement à ce que prétend Tschiriew) que *c tonus musculaire est permanent* et qu'une certaine tension du muscle le met seulement en évidence, en augmentant l'énergie de ce phénomène et en favorisant en même temps son appréciation au moyen de la méthode graphique.

Nous avons vu se produire un effet semblable à celui de la section du nerf après la section de la moelle épinière, le nerf moteur étant intact ; de même encore après la curarisation de la grenouille. Ces faits établissent bien la *nature nerveuse du tonus musculaire*, puisque celui-ci disparaît chaque fois que le muscle est séparé da centre nerveux.

Il restait à déterminer le caractère de cette influence nerveuse que la moelle épinière exerce sur le tonus; est-ce une action automatique de la moelle ou un acte réflexe, comme le supposent *Brondgeest, Cyon* et *Tschiriew*?

Pour être fixé sur ce point, j'ai sectionné les racines postérieures du côté expérimenté et j'ai pu constater que l'effet de cette section se traduisait presque toujours par une contraction réflexe du gastrocnémien, suivie de son allongement. Ceci démontre d'une façon très évidente que la séparation du muscle de la moelle épinière par la voie centripète produit le même effet que l'interruption de sa communication centrifuge. Or *le tonus musculaire est un acte réflexe*, dont le point de départ est très probablement l'excitation des nerfs aponévrotiques produite par la distension du muscle dans son état normal.

Une autre série de recherches faites sur l'élasticité des muscles par les procédés décrits ci-dessus nous a amené à ce résultat constant, que la section du nerf moteur *diminue considérablement l'élasticité du muscle en augmentant son extensibilité*, et ce changement produit par la section du nerf ne disparaît pas comme le croyait *Wundt*, mais reste permanent. Or, c'est dans cette série de phénomènes qu'il faut, selon nous, ranger le tonus musculaire, qui n'est qu'*une forme spéciale de l'élasticité du muscle dépendante d'une influence nerveuse*.

Nous avons en outre expérimentalement constaté que plusieurs des agents qui influencent l'élasticité du muscle exercent aussi leur action sur le tonus, curare, tétanos, fatigue, arrêt de circulation, chaleur, etc.

Ce n'est du reste qu'en regardant le tonus comme une forme d'élasticité qu'on peut bien comprendre son rôle dans les mouvements des membres auxquels il imprime une certaine régularité et dans le travail musculaire qu'il facilite.

Nous n'entrerons pas ici dans la discussion de tous ces faits, que nous nous réservons de publier plus en détails autre part. Nous présentons seulement à la Société quelques-unes des courbes obtenues dans ces expériences et nous croyons pouvoir formuler les conclusions suivantes :

1· Les muscles striés possèdent un tonus qui est sous l'influence nerveuse ;

2· Le tonus est un acte réflexe ;

3· Il est permanent et mis en évidence par une certaine distension du muscle ;

4· Il n'est qu'une forme spéciale de l'élasticité musculaire.

Imprimerie ED. ROUSSET et Cie, 7, rue Rochechouart. Paris.

www.ingramcontent.com/pod-product-compliance
Lightning Source LLC
LaVergne TN
LVHW021738030726
842523LV00004B/1495